CE LIVRE APPARTIENT À

....

....

....

DATE

Matin

TEMPS DE SOMMEIL
DE
À
DURÉE DU SOMMEIL

QUALITÉ DE SOMMEIL
☆ ☆ ☆ ☆ ☆

PAUSE SOMMEIL
SE RÉVEILLE: FOIS
RÉVEILLEZ-VOUS POUR: MIN

HUMEUR APRÈS LE RÉVEIL
RAFRAÎCHIS ○
D'ACCORD. ○
FATIGUÉ ○

S'ENDORMIR
FACILEMENT ○
D'ACCORD ○
MAL ○

INTERRUPTIONS DE SOMMEIL

Soir

CAFÉ
JUSQU'À MIDI:
APRÈS MIDI:
APRÈS 17H:

SPORT
.... MINUTES

SIESTE
JUSQU'À MIDI:
APRÈS MIDI:
APRÈS 17H:

FATIGUE
☆ ☆ ☆ ☆ ☆

JUSQU'À 3 HEURES AVANT L'HEURE:
DE L'ALCOOL ○
CAFÉ ○
REPAS LOURD ○

HUMEUR
○ ○ ○ ○ ○
○ ○ ○ ○ ○
○ ○ ○ ○ ○
○ ○ ○ ○ ○

DATE

Matin

TEMPS DE SOMMEIL
DE
À
DURÉE DU SOMMEIL

QUALITÉ DE SOMMEIL
☆ ☆ ☆ ☆ ☆

PAUSE SOMMEIL
SE RÉVEILLE: FOIS
RÉVEILLEZ-VOUS POUR: MIN

HUMEUR APRÈS LE RÉVEIL
RAFRAÎCHIS   ○
D'ACCORD.   ○
FATIGUÉ   ○

S'ENDORMIR
FACILEMENT   ○
D'ACCORD   ○
MAL   ○

INTERRUPTIONS DE SOMMEIL

....
....
....
....
....
....

Soir

CAFÉ
JUSQU'À MIDI:
APRÈS MIDI:
APRÈS 17H:

SPORT
.... MINUTES

FATIGUE
☆ ☆ ☆ ☆ ☆

SIESTE
JUSQU'À MIDI:
APRÈS MIDI:
APRÈS 17H:

JUSQU'À 3 HEURES AVANT L'HEURE:
DE L'ALCOOL	○
CAFÉ	○
REPAS LOURD	○

HUMEUR
○ ○ ○ ○ ○
○ ○ ○ ○ ○
○ ○ ○ ○ ○
○ ○ ○ ○ ○

DATE

Matin

TEMPS DE SOMMEIL
DE
À
DURÉE DU SOMMEIL

QUALITÉ DE SOMMEIL
☆ ☆ ☆ ☆ ☆

PAUSE SOMMEIL
SE RÉVEILLE: FOIS
RÉVEILLEZ-VOUS POUR: MIN

HUMEUR APRÈS LE RÉVEIL
RAFRAÎCHIS ○
D'ACCORD. ○
FATIGUÉ ○

S'ENDORMIR
FACILEMENT ○
D'ACCORD ○
MAL ○

INTERRUPTIONS DE SOMMEIL

Soir

CAFÉ

JUSQU'À MIDI:

APRÈS MIDI:

APRÈS 17H:

SPORT

.... MINUTES

SIESTE

JUSQU'À MIDI:

APRÈS MIDI:

APRÈS 17H:

FATIGUE

☆ ☆ ☆ ☆ ☆

JUSQU'À 3 HEURES AVANT L'HEURE:

DE L'ALCOOL	○
CAFÉ	○
REPAS LOURD	○

HUMEUR

○ ○ ○ ○ ○

○ ○ ○ ○ ○

○ ○ ○ ○ ○

○ ○ ○ ○ ○

DATE

Matin

TEMPS DE SOMMEIL
DE
À
DURÉE DU SOMMEIL

QUALITÉ DE SOMMEIL
☆ ☆ ☆ ☆ ☆

PAUSE SOMMEIL
SE RÉVEILLE: ___ FOIS
RÉVEILLEZ-VOUS POUR: ___ MIN

HUMEUR APRÈS LE RÉVEIL
RAFRAÎCHIS ○
D'ACCORD. ○
FATIGUÉ ○

S'ENDORMIR
FACILEMENT ○
D'ACCORD ○
MAL ○

INTERRUPTIONS DE SOMMEIL
....
....
....
....
....
....

Soir

CAFÉ
JUSQU'À MIDI:
APRÈS MIDI:
APRÈS 17H:

SPORT
.... MINUTES

SIESTE
JUSQU'À MIDI:
APRÈS MIDI:
APRÈS 17H:

FATIGUE
☆ ☆ ☆ ☆ ☆

JUSQU'À 3 HEURES AVANT L'HEURE:
DE L'ALCOOL	○
CAFÉ	○
REPAS LOURD	○

HUMEUR
○ ○ ○ ○ ○
○ ○ ○ ○ ○
○ ○ ○ ○ ○
○ ○ ○ ○ ○

DATE

Matin

TEMPS DE SOMMEIL
DE
À
DURÉE DU SOMMEIL

QUALITÉ DE SOMMEIL
☆ ☆ ☆ ☆ ☆

PAUSE SOMMEIL
SE RÉVEILLE: FOIS
RÉVEILLEZ-VOUS POUR: MIN

HUMEUR APRÈS LE RÉVEIL
RAFRAÎCHIS ◯
D'ACCORD. ◯
FATIGUÉ ◯

S'ENDORMIR
FACILEMENT ◯
D'ACCORD ◯
MAL ◯

INTERRUPTIONS DE SOMMEIL

....
....
....
....
....
....

Soir

CAFÉ
JUSQU'À MIDI:
APRÈS MIDI:
APRÈS 17H:

SPORT
.... MINUTES

FATIGUE
☆ ☆ ☆ ☆ ☆

SIESTE
JUSQU'À MIDI:
APRÈS MIDI:
APRÈS 17H:

JUSQU'À 3 HEURES AVANT L'HEURE:
DE L'ALCOOL	○
CAFÉ	○
REPAS LOURD	○

HUMEUR
○ ○ ○ ○ ○
○ ○ ○ ○ ○
○ ○ ○ ○ ○
○ ○ ○ ○ ○

....
....
....
....
....

DATE

Matin

TEMPS DE SOMMEIL
DE
À
DURÉE DU SOMMEIL

QUALITÉ DE SOMMEIL
☆ ☆ ☆ ☆ ☆

PAUSE SOMMEIL
SE RÉVEILLE: FOIS
RÉVEILLEZ-VOUS POUR: MIN

HUMEUR APRÈS LE RÉVEIL
RAFRAÎCHIS ○
D'ACCORD. ○
FATIGUÉ ○

S'ENDORMIR
FACILEMENT ○
D'ACCORD ○
MAL ○

INTERRUPTIONS DE SOMMEIL

....
....
....
....
....
....

Soir

CAFÉ
JUSQU'À MIDI: ....
APRÈS MIDI: ....
APRÈS 17H: ....

SPORT
.... MINUTES

FATIGUE
☆ ☆ ☆ ☆ ☆

SIESTE
JUSQU'À MIDI: ....
APRÈS MIDI: ....
APRÈS 17H: ....

JUSQU'À 3 HEURES AVANT L'HEURE:
DE L'ALCOOL	○
CAFÉ	○
REPAS LOURD	○

HUMEUR
○ ○ ○ ○ ○
○ ○ ○ ○ ○
○ ○ ○ ○ ○
○ ○ ○ ○ ○

DATE

Matin

TEMPS DE SOMMEIL
DE
....
À
....
DURÉE DU SOMMEIL

QUALITÉ DE SOMMEIL
☆ ☆ ☆ ☆ ☆

PAUSE SOMMEIL
SE RÉVEILLE: FOIS
....
RÉVEILLEZ-VOUS POUR: MIN

HUMEUR APRÈS LE RÉVEIL
RAFRAÎCHIS	◯
D'ACCORD.	◯
FATIGUÉ	◯

S'ENDORMIR
FACILEMENT	◯
D'ACCORD	◯
MAL	◯

INTERRUPTIONS DE SOMMEIL

....
....
....
....
....
....

Soir

CAFÉ
JUSQU'À MIDI:
APRÈS MIDI:
APRÈS 17H:

SPORT
.... MINUTES

FATIGUE
☆ ☆ ☆ ☆ ☆

SIESTE
JUSQU'À MIDI:
APRÈS MIDI:
APRÈS 17H:

JUSQU'À 3 HEURES AVANT L'HEURE:
DE L'ALCOOL ○
CAFÉ ○
REPAS LOURD ○

HUMEUR
○ ○ ○ ○ ○
○ ○ ○ ○ ○
○ ○ ○ ○ ○
○ ○ ○ ○ ○

DATE

Matin

TEMPS DE SOMMEIL
DE
À
DURÉE DU SOMMEIL

QUALITÉ DE SOMMEIL
☆ ☆ ☆ ☆ ☆

PAUSE SOMMEIL
SE RÉVEILLE: ___ FOIS
RÉVEILLEZ-VOUS POUR: ___ MIN

HUMEUR APRÈS LE RÉVEIL
RAFRAÎCHIS ○
D'ACCORD. ○
FATIGUÉ ○

S'ENDORMIR
FACILEMENT ○
D'ACCORD ○
MAL ○

INTERRUPTIONS DE SOMMEIL
....
....
....
....
....
....

Soir

CAFÉ
JUSQU'À MIDI:
....
APRÈS MIDI:
....
APRÈS 17H:

SPORT
.... MINUTES

SIESTE
JUSQU'À MIDI:
....
APRÈS MIDI:
....
APRÈS 17H:

FATIGUE
★ ☆ ☆ ☆ ☆

JUSQU'À 3 HEURES AVANT L'HEURE:
DE L'ALCOOL	○
CAFÉ	○
REPAS LOURD	○

HUMEUR
○ ○ ○ ○ ○
○ ○ ○ ○ ○
○ ○ ○ ○ ○
○ ○ ○ ○ ○

....
....
....
....
....

DATE

Matin

TEMPS DE SOMMEIL
DE
À
DURÉE DU SOMMEIL

QUALITÉ DE SOMMEIL
☆ ☆ ☆ ☆ ☆

PAUSE SOMMEIL
SE RÉVEILLE: FOIS
RÉVEILLEZ-VOUS POUR: MIN

HUMEUR APRÈS LE RÉVEIL
RAFRAÎCHIS ○
D'ACCORD. ○
FATIGUÉ ○

S'ENDORMIR
FACILEMENT ○
D'ACCORD ○
MAL ○

INTERRUPTIONS DE SOMMEIL

Soir

CAFÉ
JUSQU'À MIDI: ....
APRÈS MIDI: ....
APRÈS 17H: ....

SPORT
.... MINUTES

SIESTE
JUSQU'À MIDI: ....
APRÈS MIDI: ....
APRÈS 17H: ....

FATIGUE
☆ ☆ ☆ ☆ ☆

JUSQU'À 3 HEURES AVANT L'HEURE:
- DE L'ALCOOL ○
- CAFÉ ○
- REPAS LOURD ○

HUMEUR
○ ○ ○ ○ ○
○ ○ ○ ○ ○
○ ○ ○ ○ ○
○ ○ ○ ○ ○

DATE

Matin

TEMPS DE SOMMEIL
DE ....
À ....
DURÉE DU SOMMEIL

QUALITÉ DE SOMMEIL
☆ ☆ ☆ ☆ ☆

PAUSE SOMMEIL
SE RÉVEILLE: .... FOIS
RÉVEILLEZ-VOUS POUR: .... MIN

HUMEUR APRÈS LE RÉVEIL
RAFRAÎCHIS ○
D'ACCORD. ○
FATIGUÉ ○

S'ENDORMIR
FACILEMENT ○
D'ACCORD ○
MAL ○

INTERRUPTIONS DE SOMMEIL

....
....
....
....
....
....

Soir

CAFÉ
JUSQU'À MIDI:
APRÈS MIDI:
APRÈS 17H:

SPORT
.... MINUTES

SIESTE
JUSQU'À MIDI:
APRÈS MIDI:
APRÈS 17H:

FATIGUE
☆ ☆ ☆ ☆ ☆

JUSQU'À 3 HEURES AVANT L'HEURE:
DE L'ALCOOL	○
CAFÉ	○
REPAS LOURD	○

HUMEUR
○ ○ ○ ○ ○
○ ○ ○ ○ ○
○ ○ ○ ○ ○
○ ○ ○ ○ ○

DATE

Matin

TEMPS DE SOMMEIL
DE
À
DURÉE DU SOMMEIL

QUALITÉ DE SOMMEIL
☆ ☆ ☆ ☆ ☆

PAUSE SOMMEIL
SE RÉVEILLE: .... FOIS
RÉVEILLEZ-VOUS POUR: .... MIN

HUMEUR APRÈS LE RÉVEIL
RAFRAÎCHIS ○
D'ACCORD. ○
FATIGUÉ ○

S'ENDORMIR
FACILEMENT ○
D'ACCORD ○
MAL ○

INTERRUPTIONS DE SOMMEIL

Soir

CAFÉ

JUSQU'À MIDI:

APRÈS MIDI:

APRÈS 17H:

FATIGUE

☆ ☆ ☆ ☆ ☆

JUSQU'À 3 HEURES AVANT L'HEURE:

DE L'ALCOOL	○
CAFÉ	○
REPAS LOURD	○

SPORT

.... MINUTES

SIESTE

JUSQU'À MIDI:

APRÈS MIDI:

APRÈS 17H:

HUMEUR

○ ○ ○ ○ ○

○ ○ ○ ○ ○

○ ○ ○ ○ ○

○ ○ ○ ○ ○

DATE

Matin

TEMPS DE SOMMEIL
DE
À
DURÉE DU SOMMEIL

QUALITÉ DE SOMMEIL
☆ ☆ ☆ ☆ ☆

PAUSE SOMMEIL
SE RÉVEILLE: .... FOIS
RÉVEILLEZ-VOUS POUR: .... MIN

HUMEUR APRÈS LE RÉVEIL
RAFRAÎCHIS ○
D'ACCORD. ○
FATIGUÉ ○

S'ENDORMIR
FACILEMENT ○
D'ACCORD ○
MAL ○

INTERRUPTIONS DE SOMMEIL

....
....
....
....
....
....

Soir

CAFÉ
JUSQU'À MIDI: ....
APRÈS MIDI: ....
APRÈS 17H: ....

SPORT
.... MINUTES

FATIGUE
☆ ☆ ☆ ☆ ☆

SIESTE
JUSQU'À MIDI: ....
APRÈS MIDI: ....
APRÈS 17H: ....

JUSQU'À 3 HEURES AVANT L'HEURE:
DE L'ALCOOL ○
CAFÉ ○
REPAS LOURD ○

HUMEUR
○ ○ ○ ○ ○
○ ○ ○ ○ ○
○ ○ ○ ○ ○
○ ○ ○ ○ ○

DATE

Matin

TEMPS DE SOMMEIL
DE
....
À
....
DURÉE DU SOMMEIL

QUALITÉ DE SOMMEIL
☆ ☆ ☆ ☆ ☆

PAUSE SOMMEIL
SE RÉVEILLE: FOIS
RÉVEILLEZ-VOUS POUR: MIN

HUMEUR APRÈS LE RÉVEIL
RAFRAÎCHIS	○
D'ACCORD.	○
FATIGUÉ	○

S'ENDORMIR
FACILEMENT	○
D'ACCORD	○
MAL	○

INTERRUPTIONS DE SOMMEIL

Soir

CAFÉ

JUSQU'À MIDI:

APRÈS MIDI:

APRÈS 17H:

SPORT

.... MINUTES

SIESTE

JUSQU'À MIDI:

APRÈS MIDI:

APRÈS 17H:

FATIGUE

☆ ☆ ☆ ☆ ☆

JUSQU'À 3 HEURES AVANT L'HEURE:

DE L'ALCOOL	○
CAFÉ	○
REPAS LOURD	○

HUMEUR

○ ○ ○ ○ ○

○ ○ ○ ○ ○

○ ○ ○ ○ ○

○ ○ ○ ○ ○

DATE

Matin

TEMPS DE SOMMEIL
DE
À
DURÉE DU SOMMEIL

QUALITÉ DE SOMMEIL
☆ ☆ ☆ ☆ ☆

PAUSE SOMMEIL
SE RÉVEILLE: ___ FOIS
RÉVEILLEZ-VOUS POUR: ___ MIN

HUMEUR APRÈS LE RÉVEIL
RAFRAÎCHIS ○
D'ACCORD. ○
FATIGUÉ ○

S'ENDORMIR
FACILEMENT ○
D'ACCORD ○
MAL ○

INTERRUPTIONS DE SOMMEIL

....
....
....
....
....
....

Soir

CAFÉ
JUSQU'À MIDI:
APRÈS MIDI:
APRÈS 17H:

SPORT
.... MINUTES

FATIGUE
☆ ☆ ☆ ☆ ☆

SIESTE
JUSQU'À MIDI:
APRÈS MIDI:
APRÈS 17H:

JUSQU'À 3 HEURES AVANT L'HEURE:
DE L'ALCOOL	○
CAFÉ	○
REPAS LOURD	○

HUMEUR
○ ○ ○ ○ ○
○ ○ ○ ○ ○
○ ○ ○ ○ ○
○ ○ ○ ○ ○

DATE	

Matin

TEMPS DE SOMMEIL
DE ....
À ....
DURÉE DU SOMMEIL ....

QUALITÉ DE SOMMEIL
☆ ☆ ☆ ☆ ☆

PAUSE SOMMEIL
SE RÉVEILLE: .... FOIS
RÉVEILLEZ-VOUS POUR: .... MIN

HUMEUR APRÈS LE RÉVEIL
RAFRAÎCHIS ○
D'ACCORD. ○
FATIGUÉ ○

S'ENDORMIR
FACILEMENT ○
D'ACCORD ○
MAL ○

INTERRUPTIONS DE SOMMEIL

....
....
....
....
....
....

Soir

CAFÉ
JUSQU'À MIDI:
APRÈS MIDI:
APRÈS 17H:

SPORT
.... MINUTES

SIESTE
JUSQU'À MIDI:
APRÈS MIDI:
APRÈS 17H:

FATIGUE
☆ ☆ ☆ ☆ ☆

JUSQU'À 3 HEURES AVANT L'HEURE:
DE L'ALCOOL ○
CAFÉ ○
REPAS LOURD ○

HUMEUR
○ ○ ○ ○ ○
○ ○ ○ ○ ○
○ ○ ○ ○ ○
○ ○ ○ ○ ○

DATE

Matin

TEMPS DE SOMMEIL
DE
À
DURÉE DU SOMMEIL

QUALITÉ DE SOMMEIL
☆ ☆ ☆ ☆ ☆

PAUSE SOMMEIL
SE RÉVEILLE: .... FOIS
RÉVEILLEZ-VOUS POUR: .... MIN

HUMEUR APRÈS LE RÉVEIL
RAFRAÎCHIS ○
D'ACCORD. ○
FATIGUÉ ○

S'ENDORMIR
FACILEMENT ○
D'ACCORD ○
MAL ○

INTERRUPTIONS DE SOMMEIL

Soir

CAFÉ
JUSQU'À MIDI:
APRÈS MIDI:
APRÈS 17H:

SPORT
.... MINUTES

FATIGUE
☆ ☆ ☆ ☆ ☆

SIESTE
JUSQU'À MIDI:
APRÈS MIDI:
APRÈS 17H:

JUSQU'À 3 HEURES AVANT L'HEURE:
DE L'ALCOOL	○
CAFÉ	○
REPAS LOURD	○

HUMEUR
○ ○ ○ ○ ○
○ ○ ○ ○ ○
○ ○ ○ ○ ○
○ ○ ○ ○ ○

DATE

Matin

TEMPS DE SOMMEIL
DE
À
DURÉE DU SOMMEIL

QUALITÉ DE SOMMEIL
☆ ☆ ☆ ☆ ☆

PAUSE SOMMEIL
SE RÉVEILLE: FOIS
RÉVEILLEZ-VOUS POUR: MIN

HUMEUR APRÈS LE RÉVEIL
RAFRAÎCHIS ○
D'ACCORD. ○
FATIGUÉ ○

S'ENDORMIR
FACILEMENT ○
D'ACCORD ○
MAL ○

INTERRUPTIONS DE SOMMEIL

Soir

CAFÉ
JUSQU'À MIDI:

APRÈS MIDI:

APRÈS 17H:

SPORT
.... MINUTES

FATIGUE
☆ ☆ ☆ ☆ ☆

SIESTE
JUSQU'À MIDI:

APRÈS MIDI:

APRÈS 17H:

JUSQU'À 3 HEURES AVANT L'HEURE:
DE L'ALCOOL	○
CAFÉ	○
REPAS LOURD	○

HUMEUR
○ ○ ○ ○ ○

○ ○ ○ ○ ○

○ ○ ○ ○ ○

○ ○ ○ ○ ○

DATE

Matin

TEMPS DE SOMMEIL
DE
À
DURÉE DU SOMMEIL

QUALITÉ DE SOMMEIL
☆ ☆ ☆ ☆ ☆

PAUSE SOMMEIL
SE RÉVEILLE: FOIS
RÉVEILLEZ-VOUS POUR: MIN

HUMEUR APRÈS LE RÉVEIL
- RAFRAÎCHIS ○
- D'ACCORD. ○
- FATIGUÉ ○

S'ENDORMIR
- FACILEMENT ○
- D'ACCORD ○
- MAL ○

INTERRUPTIONS DE SOMMEIL

....
....
....
....
....
....

Soir

CAFÉ

JUSQU'À MIDI:

APRÈS MIDI:

APRÈS 17H:

SPORT

.... MINUTES

SIESTE

JUSQU'À MIDI:

APRÈS MIDI:

APRÈS 17H:

FATIGUE

☆ ☆ ☆ ☆ ☆

JUSQU'À 3 HEURES AVANT L'HEURE:

DE L'ALCOOL	○
CAFÉ	○
REPAS LOURD	○

HUMEUR

○ ○ ○ ○ ○

○ ○ ○ ○ ○

○ ○ ○ ○ ○

○ ○ ○ ○ ○

DATE

Matin

TEMPS DE SOMMEIL
DE
À
DURÉE DU SOMMEIL

QUALITÉ DE SOMMEIL
☆ ☆ ☆ ☆ ☆

PAUSE SOMMEIL
SE RÉVEILLE: — FOIS
RÉVEILLEZ-VOUS POUR: — MIN

HUMEUR APRÈS LE RÉVEIL
RAFRAÎCHIS ○
D'ACCORD. ○
FATIGUÉ ○

S'ENDORMIR
FACILEMENT ○
D'ACCORD ○
MAL ○

INTERRUPTIONS DE SOMMEIL

....
....
....
....
....
....

Soir

CAFÉ

JUSQU'À MIDI: ....
APRÈS MIDI: ....
APRÈS 17H: ....

SPORT

.... MINUTES

FATIGUE

☆ ☆ ☆ ☆ ☆

SIESTE

JUSQU'À MIDI: ....
APRÈS MIDI: ....
APRÈS 17H: ....

JUSQU'À 3 HEURES AVANT L'HEURE:

DE L'ALCOOL	○
CAFÉ	○
REPAS LOURD	○

HUMEUR

○ ○ ○ ○ ○
○ ○ ○ ○ ○
○ ○ ○ ○ ○
○ ○ ○ ○ ○

....
....
....
....
....

DATE

Matin

TEMPS DE SOMMEIL
DE
....
À
....
DURÉE DU SOMMEIL

QUALITÉ DE SOMMEIL
☆ ☆ ☆ ☆ ☆

PAUSE SOMMEIL
SE RÉVEILLE: _____ FOIS
RÉVEILLEZ-VOUS POUR: _____ MIN

HUMEUR APRÈS LE RÉVEIL
RAFRAÎCHIS ○
D'ACCORD. ○
FATIGUÉ ○

S'ENDORMIR
FACILEMENT ○
D'ACCORD ○
MAL ○

INTERRUPTIONS DE SOMMEIL
....
....
....
....
....
....

Soir

CAFÉ
JUSQU'À MIDI:
APRÈS MIDI:
APRÈS 17H:

SPORT
.... MINUTES

FATIGUE
☆ ☆ ☆ ☆ ☆

SIESTE
JUSQU'À MIDI:
APRÈS MIDI:
APRÈS 17H:

JUSQU'À 3 HEURES AVANT L'HEURE:
DE L'ALCOOL	○
CAFÉ	○
REPAS LOURD	○

HUMEUR
○ ○ ○ ○ ○
○ ○ ○ ○ ○
○ ○ ○ ○ ○
○ ○ ○ ○ ○

DATE

Matin

TEMPS DE SOMMEIL
DE
....
À
....
DURÉE DU SOMMEIL

QUALITÉ DE SOMMEIL
☆ ☆ ☆ ☆ ☆

PAUSE SOMMEIL
SE RÉVEILLE: FOIS
RÉVEILLEZ-VOUS POUR: MIN

HUMEUR APRÈS LE RÉVEIL
RAFRAÎCHIS   ○
D'ACCORD.   ○
FATIGUÉ   ○

S'ENDORMIR
FACILEMENT   ○
D'ACCORD   ○
MAL   ○

INTERRUPTIONS DE SOMMEIL

....
....
....
....
....
....

Soir

CAFÉ

JUSQU'À MIDI: ....
APRÈS MIDI: ....
APRÈS 17H: ....

SPORT

.... MINUTES

FATIGUE

☆ ☆ ☆ ☆ ☆

SIESTE

JUSQU'À MIDI: ....
APRÈS MIDI: ....
APRÈS 17H: ....

JUSQU'À 3 HEURES AVANT L'HEURE:

DE L'ALCOOL ○
CAFÉ ○
REPAS LOURD ○

HUMEUR

○ ○ ○ ○ ○
○ ○ ○ ○ ○
○ ○ ○ ○ ○
○ ○ ○ ○ ○

....
....
....
....
....

DATE

Matin

TEMPS DE SOMMEIL
DE
À
DURÉE DU SOMMEIL

QUALITÉ DE SOMMEIL
☆ ☆ ☆ ☆ ☆

PAUSE SOMMEIL
SE RÉVEILLE: .... FOIS
RÉVEILLEZ-VOUS POUR: .... MIN

HUMEUR APRÈS LE RÉVEIL
RAFRAÎCHIS ○
D'ACCORD. ○
FATIGUÉ ○

S'ENDORMIR
FACILEMENT ○
D'ACCORD ○
MAL ○

INTERRUPTIONS DE SOMMEIL

....
....
....
....
....
....

Soir

CAFÉ
JUSQU'À MIDI:
APRÈS MIDI:
APRÈS 17H:

SPORT
.... MINUTES

FATIGUE
☆ ☆ ☆ ☆ ☆

SIESTE
JUSQU'À MIDI:
APRÈS MIDI:
APRÈS 17H:

JUSQU'À 3 HEURES AVANT L'HEURE:
DE L'ALCOOL ○
CAFÉ ○
REPAS LOURD ○

HUMEUR
○ ○ ○ ○ ○
○ ○ ○ ○ ○
○ ○ ○ ○ ○
○ ○ ○ ○ ○

DATE

Matin

TEMPS DE SOMMEIL
DE
....
À
....
DURÉE DU SOMMEIL

QUALITÉ DE SOMMEIL
☆ ☆ ☆ ☆ ☆

PAUSE SOMMEIL
SE RÉVEILLE: .... FOIS
RÉVEILLEZ-VOUS POUR: .... MIN

HUMEUR APRÈS LE RÉVEIL
RAFRAÎCHIS	○
D'ACCORD.	○
FATIGUÉ	○

S'ENDORMIR
FACILEMENT	○
D'ACCORD	○
MAL	○

INTERRUPTIONS DE SOMMEIL

....
....
....
....
....
....

Soir

CAFÉ

JUSQU'À MIDI:

APRÈS MIDI:

APRÈS 17H:

SPORT

.... MINUTES

SIESTE

JUSQU'À MIDI:

APRÈS MIDI:

APRÈS 17H:

FATIGUE

☆ ☆ ☆ ☆ ☆

JUSQU'À 3 HEURES AVANT L'HEURE:

DE L'ALCOOL	○
CAFÉ	○
REPAS LOURD	○

HUMEUR

○ ○ ○ ○ ○

○ ○ ○ ○ ○

○ ○ ○ ○ ○

○ ○ ○ ○ ○

DATE

Matin

TEMPS DE SOMMEIL
DE
À
DURÉE DU SOMMEIL

QUALITÉ DE SOMMEIL
☆ ☆ ☆ ☆ ☆

PAUSE SOMMEIL
SE RÉVEILLE: FOIS
RÉVEILLEZ-VOUS POUR: MIN

HUMEUR APRÈS LE RÉVEIL
RAFRAÎCHIS ○
D'ACCORD. ○
FATIGUÉ ○

S'ENDORMIR
FACILEMENT ○
D'ACCORD ○
MAL ○

INTERRUPTIONS DE SOMMEIL

....
....
....
....
....
....

Soir

CAFÉ
JUSQU'À MIDI:
APRÈS MIDI:
APRÈS 17H:

SPORT
.... MINUTES

FATIGUE
☆ ☆ ☆ ☆ ☆

SIESTE
JUSQU'À MIDI:
APRÈS MIDI:
APRÈS 17H:

JUSQU'À 3 HEURES AVANT L'HEURE:
DE L'ALCOOL ○
CAFÉ ○
REPAS LOURD ○

HUMEUR
○ ○ ○ ○ ○
○ ○ ○ ○ ○
○ ○ ○ ○ ○
○ ○ ○ ○ ○

DATE

Matin

TEMPS DE SOMMEIL

DE
À
DURÉE DU SOMMEIL

QUALITÉ DE SOMMEIL

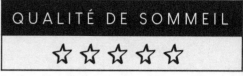

PAUSE SOMMEIL

SE RÉVEILLE: FOIS
RÉVEILLEZ-VOUS POUR: MIN

HUMEUR APRÈS LE RÉVEIL

RAFRAÎCHIS ○
D'ACCORD. ○
FATIGUÉ ○

S'ENDORMIR

FACILEMENT ○
D'ACCORD ○
MAL ○

INTERRUPTIONS DE SOMMEIL

Soir

CAFÉ

JUSQU'À MIDI:

APRÈS MIDI:

APRÈS 17H:

SPORT

.... MINUTES

FATIGUE

☆ ☆ ☆ ☆ ☆

SIESTE

JUSQU'À MIDI:

APRÈS MIDI:

APRÈS 17H:

JUSQU'À 3 HEURES AVANT L'HEURE:

DE L'ALCOOL	○
CAFÉ	○
REPAS LOURD	○

HUMEUR

○ ○ ○ ○ ○

○ ○ ○ ○ ○

○ ○ ○ ○ ○

○ ○ ○ ○ ○

DATE _____

Matin

TEMPS DE SOMMEIL
DE ....
À ....
DURÉE DU SOMMEIL ....

QUALITÉ DE SOMMEIL
☆ ☆ ☆ ☆ ☆

PAUSE SOMMEIL
SE RÉVEILLE: _____ FOIS
RÉVEILLEZ-VOUS POUR: _____ MIN

HUMEUR APRÈS LE RÉVEIL
RAFRAÎCHIS ○
D'ACCORD. ○
FATIGUÉ ○

S'ENDORMIR
FACILEMENT ○
D'ACCORD ○
MAL ○

INTERRUPTIONS DE SOMMEIL

....
....
....
....
....
....

Soir

CAFÉ
JUSQU'À MIDI:
APRÈS MIDI:
APRÈS 17H:

SPORT
.... MINUTES

FATIGUE
☆ ☆ ☆ ☆ ☆

SIESTE
JUSQU'À MIDI:
APRÈS MIDI:
APRÈS 17H:

JUSQU'À 3 HEURES AVANT L'HEURE:
DE L'ALCOOL	○
CAFÉ	○
REPAS LOURD	○

HUMEUR
○ ○ ○ ○ ○
○ ○ ○ ○ ○
○ ○ ○ ○ ○
○ ○ ○ ○ ○

DATE

Matin

TEMPS DE SOMMEIL

DE
....
À
....
DURÉE DU SOMMEIL

QUALITÉ DE SOMMEIL

☆ ☆ ☆ ☆ ☆

PAUSE SOMMEIL

SE RÉVEILLE:	FOIS
RÉVEILLEZ-VOUS POUR:	MIN

HUMEUR APRÈS LE RÉVEIL

RAFRAÎCHIS	○
D'ACCORD.	○
FATIGUÉ	○

S'ENDORMIR

FACILEMENT	○
D'ACCORD	○
MAL	○

INTERRUPTIONS DE SOMMEIL

....
....
....
....
....
....

Soir

CAFÉ
JUSQU'À MIDI: ....
APRÈS MIDI: ....
APRÈS 17H: ....

SPORT
.... MINUTES

FATIGUE
☆ ☆ ☆ ☆ ☆

SIESTE
JUSQU'À MIDI: ....
APRÈS MIDI: ....
APRÈS 17H: ....

JUSQU'À 3 HEURES AVANT L'HEURE:
DE L'ALCOOL ○
CAFÉ ○
REPAS LOURD ○

HUMEUR
○ ○ ○ ○ ○
○ ○ ○ ○ ○
○ ○ ○ ○ ○
○ ○ ○ ○ ○

....
....
....
....
....

DATE

Matin

TEMPS DE SOMMEIL
DE
À
DURÉE DU SOMMEIL

QUALITÉ DE SOMMEIL
☆ ☆ ☆ ☆ ☆

PAUSE SOMMEIL
SE RÉVEILLE: FOIS
RÉVEILLEZ-VOUS POUR: MIN

HUMEUR APRÈS LE RÉVEIL
RAFRAÎCHIS ◯
D'ACCORD. ◯
FATIGUÉ ◯

S'ENDORMIR
FACILEMENT ◯
D'ACCORD ◯
MAL ◯

INTERRUPTIONS DE SOMMEIL
....
....
....
....
....
....

Soir

CAFÉ

JUSQU'À MIDI:

APRÈS MIDI:

APRÈS 17H:

SPORT

.... MINUTES

FATIGUE

☆ ☆ ☆ ☆ ☆

SIESTE

JUSQU'À MIDI:

APRÈS MIDI:

APRÈS 17H:

JUSQU'À 3 HEURES AVANT L'HEURE:

DE L'ALCOOL	○
CAFÉ	○
REPAS LOURD	○

HUMEUR

○ ○ ○ ○ ○

○ ○ ○ ○ ○

○ ○ ○ ○ ○

○ ○ ○ ○ ○

DATE

Matin

TEMPS DE SOMMEIL

DE
....
À
....
DURÉE DU SOMMEIL

QUALITÉ DE SOMMEIL

☆ ☆ ☆ ☆ ☆

PAUSE SOMMEIL

SE RÉVEILLE: FOIS
....
RÉVEILLEZ-VOUS POUR: MIN

HUMEUR APRÈS LE RÉVEIL

RAFRAÎCHIS	○
D'ACCORD.	○
FATIGUÉ	○

S'ENDORMIR

FACILEMENT	○
D'ACCORD	○
MAL	○

INTERRUPTIONS DE SOMMEIL

....
....
....
....
....
....

Soir

CAFÉ

JUSQU'À MIDI:

APRÈS MIDI:

APRÈS 17H:

FATIGUE

☆ ☆ ☆ ☆ ☆

JUSQU'À 3 HEURES AVANT L'HEURE:

DE L'ALCOOL	○
CAFÉ	○
REPAS LOURD	○

SPORT

.... MINUTES

SIESTE

JUSQU'À MIDI:

APRÈS MIDI:

APRÈS 17H:

HUMEUR

○ ○ ○ ○ ○

○ ○ ○ ○ ○

○ ○ ○ ○ ○

○ ○ ○ ○ ○

DATE

Matin

TEMPS DE SOMMEIL

DE ....
À ....
DURÉE DU SOMMEIL ....

QUALITÉ DE SOMMEIL

☆ ☆ ☆ ☆ ☆

PAUSE SOMMEIL

SE RÉVEILLE: _____ FOIS
RÉVEILLEZ-VOUS POUR: _____ MIN

HUMEUR APRÈS LE RÉVEIL

RAFRAÎCHIS ○
D'ACCORD. ○
FATIGUÉ ○

S'ENDORMIR

FACILEMENT ○
D'ACCORD ○
MAL ○

INTERRUPTIONS DE SOMMEIL

....
....
....
....
....
....
....

Soir

CAFÉ
JUSQU'À MIDI:
APRÈS MIDI:
APRÈS 17H:

SPORT
.... MINUTES

SIESTE
JUSQU'À MIDI:
APRÈS MIDI:
APRÈS 17H:

FATIGUE
☆ ☆ ☆ ☆ ☆

JUSQU'À 3 HEURES AVANT L'HEURE:
DE L'ALCOOL	○
CAFÉ	○
REPAS LOURD	○

HUMEUR
○ ○ ○ ○ ○
○ ○ ○ ○ ○
○ ○ ○ ○ ○
○ ○ ○ ○ ○

DATE

Matin

TEMPS DE SOMMEIL
DE
À
DURÉE DU SOMMEIL

QUALITÉ DE SOMMEIL
☆ ☆ ☆ ☆ ☆

PAUSE SOMMEIL
SE RÉVEILLE: FOIS
RÉVEILLEZ-VOUS POUR: MIN

HUMEUR APRÈS LE RÉVEIL
RAFRAÎCHIS ○
D'ACCORD. ○
FATIGUÉ ○

S'ENDORMIR
FACILEMENT ○
D'ACCORD ○
MAL ○

INTERRUPTIONS DE SOMMEIL

Soir

CAFÉ
JUSQU'À MIDI:
APRÈS MIDI:
APRÈS 17H:

SPORT
.... MINUTES

FATIGUE
☆ ☆ ☆ ☆ ☆

SIESTE
JUSQU'À MIDI:
APRÈS MIDI:
APRÈS 17H:

JUSQU'À 3 HEURES AVANT L'HEURE:
DE L'ALCOOL ○
CAFÉ ○
REPAS LOURD ○

HUMEUR
○ ○ ○ ○ ○
○ ○ ○ ○ ○
○ ○ ○ ○ ○
○ ○ ○ ○ ○

DATE

Matin

TEMPS DE SOMMEIL
DE
À
DURÉE DU SOMMEIL

QUALITÉ DE SOMMEIL
☆ ☆ ☆ ☆ ☆

PAUSE SOMMEIL
SE RÉVEILLE: FOIS
RÉVEILLEZ-VOUS POUR: MIN

HUMEUR APRÈS LE RÉVEIL
RAFRAÎCHIS ○
D'ACCORD. ○
FATIGUÉ ○

S'ENDORMIR
FACILEMENT ○
D'ACCORD ○
MAL ○

INTERRUPTIONS DE SOMMEIL

Soir

CAFÉ
JUSQU'À MIDI:
APRÈS MIDI:
APRÈS 17H:

SPORT
.... MINUTES

SIESTE
JUSQU'À MIDI:
APRÈS MIDI:
APRÈS 17H:

FATIGUE
☆ ☆ ☆ ☆ ☆

JUSQU'À 3 HEURES AVANT L'HEURE:
DE L'ALCOOL	○
CAFÉ	○
REPAS LOURD	○

HUMEUR
○ ○ ○ ○ ○
○ ○ ○ ○ ○
○ ○ ○ ○ ○
○ ○ ○ ○ ○

DATE

Matin

TEMPS DE SOMMEIL
DE
À
DURÉE DU SOMMEIL

QUALITÉ DE SOMMEIL
☆ ☆ ☆ ☆ ☆

PAUSE SOMMEIL
SE RÉVEILLE: FOIS
RÉVEILLEZ-VOUS POUR: MIN

HUMEUR APRÈS LE RÉVEIL
RAFRAÎCHIS ○
D'ACCORD. ○
FATIGUÉ ○

S'ENDORMIR
FACILEMENT ○
D'ACCORD ○
MAL ○

INTERRUPTIONS DE SOMMEIL

Soir

CAFÉ

JUSQU'À MIDI:
....
APRÈS MIDI:
....
APRÈS 17H:

SPORT

.... MINUTES

FATIGUE

☆ ☆ ☆ ☆ ☆

SIESTE

JUSQU'À MIDI:
....
APRÈS MIDI:
....
APRÈS 17H:

JUSQU'À 3 HEURES AVANT L'HEURE:

DE L'ALCOOL	○
CAFÉ	○
REPAS LOURD	○

HUMEUR

○ ○ ○ ○ ○
○ ○ ○ ○ ○
○ ○ ○ ○ ○
○ ○ ○ ○ ○

....
....
....
....
....

DATE

Matin

TEMPS DE SOMMEIL
DE
À
DURÉE DU SOMMEIL

QUALITÉ DE SOMMEIL
☆ ☆ ☆ ☆ ☆

PAUSE SOMMEIL
SE RÉVEILLE: FOIS
RÉVEILLEZ-VOUS POUR: MIN

HUMEUR APRÈS LE RÉVEIL
RAFRAÎCHIS ○
D'ACCORD. ○
FATIGUÉ ○

S'ENDORMIR
FACILEMENT ○
D'ACCORD ○
MAL ○

INTERRUPTIONS DE SOMMEIL

....
....
....
....
....
....

Soir

CAFÉ
JUSQU'À MIDI:
APRÈS MIDI:
APRÈS 17H:

SPORT
.... MINUTES

SIESTE
JUSQU'À MIDI:
APRÈS MIDI:
APRÈS 17H:

FATIGUE
☆ ☆ ☆ ☆ ☆

JUSQU'À 3 HEURES AVANT L'HEURE:
DE L'ALCOOL	○
CAFÉ	○
REPAS LOURD	○

HUMEUR
○ ○ ○ ○ ○
○ ○ ○ ○ ○
○ ○ ○ ○ ○
○ ○ ○ ○ ○

DATE

Matin

TEMPS DE SOMMEIL
DE
À
DURÉE DU SOMMEIL

QUALITÉ DE SOMMEIL
☆ ☆ ☆ ☆ ☆

PAUSE SOMMEIL
SE RÉVEILLE: FOIS
RÉVEILLEZ-VOUS POUR: MIN

HUMEUR APRÈS LE RÉVEIL
RAFRAÎCHIS ○
D'ACCORD. ○
FATIGUÉ ○

S'ENDORMIR
FACILEMENT ○
D'ACCORD ○
MAL ○

INTERRUPTIONS DE SOMMEIL

Soir

CAFÉ
JUSQU'À MIDI:
APRÈS MIDI:
APRÈS 17H:

SPORT
.... MINUTES

FATIGUE
☆ ☆ ☆ ☆ ☆

SIESTE
JUSQU'À MIDI:
APRÈS MIDI:
APRÈS 17H:

JUSQU'À 3 HEURES AVANT L'HEURE:
DE L'ALCOOL	○
CAFÉ	○
REPAS LOURD	○

HUMEUR
○ ○ ○ ○ ○
○ ○ ○ ○ ○
○ ○ ○ ○ ○
○ ○ ○ ○ ○

DATE

Matin

TEMPS DE SOMMEIL
DE ....
À ....
DURÉE DU SOMMEIL

QUALITÉ DE SOMMEIL
☆ ☆ ☆ ☆ ☆

PAUSE SOMMEIL
SE RÉVEILLE: .... FOIS
RÉVEILLEZ-VOUS POUR: .... MIN

HUMEUR APRÈS LE RÉVEIL
RAFRAÎCHIS ○
D'ACCORD. ○
FATIGUÉ ○

S'ENDORMIR
FACILEMENT ○
D'ACCORD ○
MAL ○

INTERRUPTIONS DE SOMMEIL
....
....
....
....
....
....

Soir

CAFÉ
JUSQU'À MIDI:
APRÈS MIDI:
APRÈS 17H:

SPORT
.... MINUTES

SIESTE
JUSQU'À MIDI:
APRÈS MIDI:
APRÈS 17H:

FATIGUE
☆ ☆ ☆ ☆ ☆

JUSQU'À 3 HEURES AVANT L'HEURE:
DE L'ALCOOL	○
CAFÉ	○
REPAS LOURD	○

HUMEUR
○ ○ ○ ○ ○
○ ○ ○ ○ ○
○ ○ ○ ○ ○
○ ○ ○ ○ ○

DATE

Matin

TEMPS DE SOMMEIL
DE
À
DURÉE DU SOMMEIL

QUALITÉ DE SOMMEIL
☆ ☆ ☆ ☆ ☆

PAUSE SOMMEIL
SE RÉVEILLE: FOIS
RÉVEILLEZ-VOUS POUR: MIN

HUMEUR APRÈS LE RÉVEIL
RAFRAÎCHIS ○
D'ACCORD. ○
FATIGUÉ ○

S'ENDORMIR
FACILEMENT ○
D'ACCORD ○
MAL ○

INTERRUPTIONS DE SOMMEIL

....
....
....
....
....
....

Soir

CAFÉ

JUSQU'À MIDI:
....
APRÈS MIDI:
....
APRÈS 17H:

SPORT

.... MINUTES

SIESTE

JUSQU'À MIDI:
....
APRÈS MIDI:
....
APRÈS 17H:

FATIGUE

☆ ☆ ☆ ☆ ☆

JUSQU'À 3 HEURES AVANT L'HEURE:

DE L'ALCOOL	○
CAFÉ	○
REPAS LOURD	○

HUMEUR

○ ○ ○ ○ ○
○ ○ ○ ○ ○
○ ○ ○ ○ ○
○ ○ ○ ○ ○

....
....
....
....
....

DATE

Matin

TEMPS DE SOMMEIL
DE
À
DURÉE DU SOMMEIL

QUALITÉ DE SOMMEIL
☆ ☆ ☆ ☆ ☆

PAUSE SOMMEIL
SE RÉVEILLE: ___ FOIS
RÉVEILLEZ-VOUS POUR: ___ MIN

HUMEUR APRÈS LE RÉVEIL
RAFRAÎCHIS ○
D'ACCORD. ○
FATIGUÉ ○

S'ENDORMIR
FACILEMENT ○
D'ACCORD ○
MAL ○

INTERRUPTIONS DE SOMMEIL
....
....
....
....
....
....

Soir

CAFÉ
JUSQU'À MIDI:
APRÈS MIDI:
APRÈS 17H:

SPORT
.... MINUTES

FATIGUE
☆ ☆ ☆ ☆ ☆

SIESTE
JUSQU'À MIDI:
APRÈS MIDI:
APRÈS 17H:

JUSQU'À 3 HEURES AVANT L'HEURE:
DE L'ALCOOL	○
CAFÉ	○
REPAS LOURD	○

HUMEUR
○ ○ ○ ○ ○
○ ○ ○ ○ ○
○ ○ ○ ○ ○
○ ○ ○ ○ ○

DATE

Matin

TEMPS DE SOMMEIL
DE

À

DURÉE DU SOMMEIL

QUALITÉ DE SOMMEIL
☆ ☆ ☆ ☆ ☆

PAUSE SOMMEIL
SE RÉVEILLE: .... FOIS

RÉVEILLEZ-VOUS POUR: .... MIN

HUMEUR APRÈS LE RÉVEIL
RAFRAÎCHIS	○
D'ACCORD.	○
FATIGUÉ	○

S'ENDORMIR
FACILEMENT	○
D'ACCORD	○
MAL	○

INTERRUPTIONS DE SOMMEIL

....

....

....

....

....

....

Soir

CAFÉ

JUSQU'À MIDI:
....
APRÈS MIDI:
....
APRÈS 17H:

SPORT

.... MINUTES

FATIGUE

☆ ☆ ☆ ☆ ☆

SIESTE

JUSQU'À MIDI:
....
APRÈS MIDI:
....
APRÈS 17H:

JUSQU'À 3 HEURES AVANT L'HEURE:

DE L'ALCOOL	○
CAFÉ	○
REPAS LOURD	○

HUMEUR

○ ○ ○ ○ ○
○ ○ ○ ○ ○
○ ○ ○ ○ ○
○ ○ ○ ○ ○

....
....
....
....
....

DATE

Matin

TEMPS DE SOMMEIL
DE
À
DURÉE DU SOMMEIL

QUALITÉ DE SOMMEIL
☆ ☆ ☆ ☆ ☆

PAUSE SOMMEIL
SE RÉVEILLE: — FOIS
RÉVEILLEZ-VOUS POUR: — MIN

HUMEUR APRÈS LE RÉVEIL
RAFRAÎCHIS ○
D'ACCORD. ○
FATIGUÉ ○

S'ENDORMIR
FACILEMENT ○
D'ACCORD ○
MAL ○

INTERRUPTIONS DE SOMMEIL
....
....
....
....
....
....

Soir

CAFÉ
JUSQU'À MIDI:
APRÈS MIDI:
APRÈS 17H:

FATIGUE
☆ ☆ ☆ ☆ ☆

SPORT
.... MINUTES

SIESTE
JUSQU'À MIDI:
APRÈS MIDI:
APRÈS 17H:

JUSQU'À 3 HEURES AVANT L'HEURE:
DE L'ALCOOL	○
CAFÉ	○
REPAS LOURD	○

HUMEUR
○ ○ ○ ○ ○
○ ○ ○ ○ ○
○ ○ ○ ○ ○
○ ○ ○ ○ ○

DATE

Matin

TEMPS DE SOMMEIL
DE
À
DURÉE DU SOMMEIL

QUALITÉ DE SOMMEIL
☆ ☆ ☆ ☆ ☆

PAUSE SOMMEIL
SE RÉVEILLE: ___ FOIS
RÉVEILLEZ-VOUS POUR: ___ MIN

HUMEUR APRÈS LE RÉVEIL
RAFRAÎCHIS ○
D'ACCORD. ○
FATIGUÉ ○

S'ENDORMIR
FACILEMENT ○
D'ACCORD ○
MAL ○

INTERRUPTIONS DE SOMMEIL

....
....
....
....
....
....

Soir

CAFÉ

JUSQU'À MIDI: ....
APRÈS MIDI: ....
APRÈS 17H:

SPORT

.... MINUTES

SIESTE

JUSQU'À MIDI: ....
APRÈS MIDI: ....
APRÈS 17H:

FATIGUE

☆ ☆ ☆ ☆ ☆

JUSQU'À 3 HEURES AVANT L'HEURE:

DE L'ALCOOL	○
CAFÉ	○
REPAS LOURD	○

HUMEUR

○ ○ ○ ○ ○
○ ○ ○ ○ ○
○ ○ ○ ○ ○
○ ○ ○ ○ ○

....
....
....
....
....

DATE

Matin

TEMPS DE SOMMEIL
DE
....
À
....
DURÉE DU SOMMEIL

QUALITÉ DE SOMMEIL
☆ ☆ ☆ ☆ ☆

PAUSE SOMMEIL
SE RÉVEILLE: .... FOIS
RÉVEILLEZ-VOUS POUR: .... MIN

HUMEUR APRÈS LE RÉVEIL
RAFRAÎCHIS ○
D'ACCORD. ○
FATIGUÉ ○

S'ENDORMIR
FACILEMENT ○
D'ACCORD ○
MAL ○

INTERRUPTIONS DE SOMMEIL

....
....
....
....
....
....

Soir

CAFÉ
JUSQU'À MIDI:
APRÈS MIDI:
APRÈS 17H:

SPORT
.... MINUTES

FATIGUE
☆ ☆ ☆ ☆ ☆

SIESTE
JUSQU'À MIDI:
APRÈS MIDI:
APRÈS 17H:

JUSQU'À 3 HEURES AVANT L'HEURE:
DE L'ALCOOL	○
CAFÉ	○
REPAS LOURD	○

HUMEUR
○ ○ ○ ○ ○
○ ○ ○ ○ ○
○ ○ ○ ○ ○
○ ○ ○ ○ ○

DATE

Matin

TEMPS DE SOMMEIL
DE
À
DURÉE DU SOMMEIL

QUALITÉ DE SOMMEIL
☆ ☆ ☆ ☆ ☆

PAUSE SOMMEIL
SE RÉVEILLE: FOIS
RÉVEILLEZ-VOUS POUR: MIN

HUMEUR APRÈS LE RÉVEIL
RAFRAÎCHIS ○
D'ACCORD. ○
FATIGUÉ ○

S'ENDORMIR
FACILEMENT ○
D'ACCORD ○
MAL ○

INTERRUPTIONS DE SOMMEIL

Soir

CAFÉ

JUSQU'À MIDI:

APRÈS MIDI:

APRÈS 17H:

FATIGUE

☆ ☆ ☆ ☆ ☆

JUSQU'À 3 HEURES AVANT L'HEURE:

DE L'ALCOOL	○
CAFÉ	○
REPAS LOURD	○

SPORT

.... MINUTES

SIESTE

JUSQU'À MIDI:

APRÈS MIDI:

APRÈS 17H:

HUMEUR

○ ○ ○ ○ ○

○ ○ ○ ○ ○

○ ○ ○ ○ ○

○ ○ ○ ○ ○

DATE

Matin

TEMPS DE SOMMEIL
DE
À
DURÉE DU SOMMEIL

QUALITÉ DE SOMMEIL
☆ ☆ ☆ ☆ ☆

PAUSE SOMMEIL
SE RÉVEILLE: FOIS
RÉVEILLEZ-VOUS POUR: MIN

HUMEUR APRÈS LE RÉVEIL
RAFRAÎCHIS ○
D'ACCORD. ○
FATIGUÉ ○

S'ENDORMIR
FACILEMENT ○
D'ACCORD ○
MAL ○

INTERRUPTIONS DE SOMMEIL

Soir

CAFÉ
JUSQU'À MIDI:
APRÈS MIDI:
APRÈS 17H:

SPORT
.... MINUTES

FATIGUE
☆ ☆ ☆ ☆ ☆

SIESTE
JUSQU'À MIDI:
APRÈS MIDI:
APRÈS 17H:

JUSQU'À 3 HEURES AVANT L'HEURE:
DE L'ALCOOL	○
CAFÉ	○
REPAS LOURD	○

HUMEUR
○ ○ ○ ○ ○
○ ○ ○ ○ ○
○ ○ ○ ○ ○
○ ○ ○ ○ ○

DATE

Matin

TEMPS DE SOMMEIL
DE
À
DURÉE DU SOMMEIL

QUALITÉ DE SOMMEIL
☆ ☆ ☆ ☆ ☆

PAUSE SOMMEIL
SE RÉVEILLE: FOIS
RÉVEILLEZ-VOUS POUR: MIN

HUMEUR APRÈS LE RÉVEIL
RAFRAÎCHIS	◯
D'ACCORD.	◯
FATIGUÉ	◯

S'ENDORMIR
FACILEMENT	◯
D'ACCORD	◯
MAL	◯

INTERRUPTIONS DE SOMMEIL

Soir

CAFÉ

JUSQU'À MIDI:

APRÈS MIDI:

APRÈS 17H:

FATIGUE

☆ ☆ ☆ ☆ ☆

JUSQU'À 3 HEURES AVANT L'HEURE:

DE L'ALCOOL	○
CAFÉ	○
REPAS LOURD	○

SPORT

.... MINUTES

SIESTE

JUSQU'À MIDI:

APRÈS MIDI:

APRÈS 17H:

HUMEUR

○ ○ ○ ○ ○

○ ○ ○ ○ ○

○ ○ ○ ○ ○

○ ○ ○ ○ ○

DATE

Matin

TEMPS DE SOMMEIL
DE
À
DURÉE DU SOMMEIL

QUALITÉ DE SOMMEIL
☆ ☆ ☆ ☆ ☆

PAUSE SOMMEIL
SE RÉVEILLE:	FOIS
RÉVEILLEZ-VOUS POUR:	MIN

HUMEUR APRÈS LE RÉVEIL
RAFRAÎCHIS	○
D'ACCORD.	○
FATIGUÉ	○

S'ENDORMIR
FACILEMENT	○
D'ACCORD	○
MAL	○

INTERRUPTIONS DE SOMMEIL

....
....
....
....
....
....
....

Soir

CAFÉ
JUSQU'À MIDI:
APRÈS MIDI:
APRÈS 17H:

SPORT
.... MINUTES

SIESTE
JUSQU'À MIDI:
APRÈS MIDI:
APRÈS 17H:

FATIGUE
☆ ☆ ☆ ☆ ☆

JUSQU'À 3 HEURES AVANT L'HEURE:
DE L'ALCOOL ○
CAFÉ ○
REPAS LOURD ○

HUMEUR
○ ○ ○ ○ ○
○ ○ ○ ○ ○
○ ○ ○ ○ ○
○ ○ ○ ○ ○

DATE

Matin

TEMPS DE SOMMEIL
DE
À
DURÉE DU SOMMEIL

QUALITÉ DE SOMMEIL
☆ ☆ ☆ ☆ ☆

PAUSE SOMMEIL
SE RÉVEILLE: FOIS
RÉVEILLEZ-VOUS POUR: MIN

HUMEUR APRÈS LE RÉVEIL
RAFRAÎCHIS ○
D'ACCORD. ○
FATIGUÉ ○

S'ENDORMIR
FACILEMENT ○
D'ACCORD ○
MAL ○

INTERRUPTIONS DE SOMMEIL

....
....
....
....
....
....

Soir

CAFÉ
JUSQU'À MIDI:
APRÈS MIDI:
APRÈS 17H:

SPORT
.... MINUTES

SIESTE
JUSQU'À MIDI:
APRÈS MIDI:
APRÈS 17H:

FATIGUE
☆ ☆ ☆ ☆ ☆

JUSQU'À 3 HEURES AVANT L'HEURE:
DE L'ALCOOL	○
CAFÉ	○
REPAS LOURD	○

HUMEUR
○ ○ ○ ○ ○
○ ○ ○ ○ ○
○ ○ ○ ○ ○
○ ○ ○ ○ ○

DATE

Matin

TEMPS DE SOMMEIL
DE
À
DURÉE DU SOMMEIL

QUALITÉ DE SOMMEIL
☆ ☆ ☆ ☆ ☆

PAUSE SOMMEIL
SE RÉVEILLE: FOIS
RÉVEILLEZ-VOUS POUR: MIN

HUMEUR APRÈS LE RÉVEIL
RAFRAÎCHIS ○
D'ACCORD. ○
FATIGUÉ ○

S'ENDORMIR
FACILEMENT ○
D'ACCORD ○
MAL ○

INTERRUPTIONS DE SOMMEIL

Soir

CAFÉ
JUSQU'À MIDI:
APRÈS MIDI:
APRÈS 17H:

SPORT
.... MINUTES

SIESTE
JUSQU'À MIDI:
APRÈS MIDI:
APRÈS 17H:

FATIGUE
☆ ☆ ☆ ☆ ☆

JUSQU'À 3 HEURES AVANT L'HEURE:
DE L'ALCOOL	○
CAFÉ	○
REPAS LOURD	○

HUMEUR
○ ○ ○ ○ ○
○ ○ ○ ○ ○
○ ○ ○ ○ ○
○ ○ ○ ○ ○

DATE

Matin

TEMPS DE SOMMEIL
DE
À
DURÉE DU SOMMEIL

QUALITÉ DE SOMMEIL
☆ ☆ ☆ ☆ ☆

PAUSE SOMMEIL
SE RÉVEILLE: FOIS
RÉVEILLEZ-VOUS POUR: MIN

HUMEUR APRÈS LE RÉVEIL
RAFRAÎCHIS ○
D'ACCORD. ○
FATIGUÉ ○

S'ENDORMIR
FACILEMENT ○
D'ACCORD ○
MAL ○

INTERRUPTIONS DE SOMMEIL

....
....
....
....
....
....

Soir

CAFÉ
JUSQU'À MIDI:
....
APRÈS MIDI:
....
APRÈS 17H:

SPORT
.... MINUTES

FATIGUE
☆ ☆ ☆ ☆ ☆

SIESTE
JUSQU'À MIDI:
....
APRÈS MIDI:
....
APRÈS 17H:

JUSQU'À 3 HEURES AVANT L'HEURE:
DE L'ALCOOL	○
CAFÉ	○
REPAS LOURD	○

HUMEUR
○ ○ ○ ○ ○
○ ○ ○ ○ ○
○ ○ ○ ○ ○
○ ○ ○ ○ ○

....
....
....
....
....

DATE

Matin

TEMPS DE SOMMEIL

DE
À
DURÉE DU SOMMEIL

QUALITÉ DE SOMMEIL

☆ ☆ ☆ ☆ ☆

PAUSE SOMMEIL

SE RÉVEILLE: .... FOIS
RÉVEILLEZ-VOUS POUR: .... MIN

HUMEUR APRÈS LE RÉVEIL

RAFRAÎCHIS ○
D'ACCORD. ○
FATIGUÉ ○

S'ENDORMIR

FACILEMENT ○
D'ACCORD ○
MAL ○

INTERRUPTIONS DE SOMMEIL

....
....
....
....
....
....

Soir

CAFÉ
JUSQU'À MIDI:
APRÈS MIDI:
APRÈS 17H:

SPORT
.... MINUTES

SIESTE
JUSQU'À MIDI:
APRÈS MIDI:
APRÈS 17H:

FATIGUE
☆ ☆ ☆ ☆ ☆

JUSQU'À 3 HEURES AVANT L'HEURE:
DE L'ALCOOL ○
CAFÉ ○
REPAS LOURD ○

HUMEUR
○ ○ ○ ○ ○
○ ○ ○ ○ ○
○ ○ ○ ○ ○
○ ○ ○ ○ ○

DATE

Matin

TEMPS DE SOMMEIL
DE
....
À
....
DURÉE DU SOMMEIL

QUALITÉ DE SOMMEIL
☆ ☆ ☆ ☆ ☆

PAUSE SOMMEIL
SE RÉVEILLE: FOIS
....
RÉVEILLEZ-VOUS POUR: MIN

HUMEUR APRÈS LE RÉVEIL
RAFRAÎCHIS	○
D'ACCORD.	○
FATIGUÉ	○

S'ENDORMIR
FACILEMENT	○
D'ACCORD	○
MAL	○

INTERRUPTIONS DE SOMMEIL

....
....
....
....
....
....

Soir

CAFÉ
JUSQU'À MIDI:
APRÈS MIDI:
APRÈS 17H:

SPORT
.... MINUTES

SIESTE
JUSQU'À MIDI:
APRÈS MIDI:
APRÈS 17H:

FATIGUE
☆ ☆ ☆ ☆ ☆

JUSQU'À 3 HEURES AVANT L'HEURE:
DE L'ALCOOL	○
CAFÉ	○
REPAS LOURD	○

HUMEUR
○ ○ ○ ○ ○
○ ○ ○ ○ ○
○ ○ ○ ○ ○
○ ○ ○ ○ ○

DATE

Matin

TEMPS DE SOMMEIL
DE
À
DURÉE DU SOMMEIL

QUALITÉ DE SOMMEIL
☆ ☆ ☆ ☆ ☆

PAUSE SOMMEIL
SE RÉVEILLE: FOIS
RÉVEILLEZ-VOUS POUR: MIN

HUMEUR APRÈS LE RÉVEIL
RAFRAÎCHIS ○
D'ACCORD. ○
FATIGUÉ ○

S'ENDORMIR
FACILEMENT ○
D'ACCORD ○
MAL ○

INTERRUPTIONS DE SOMMEIL

Soir

CAFÉ

JUSQU'À MIDI:
APRÈS MIDI:
APRÈS 17H:

FATIGUE

☆ ☆ ☆ ☆ ☆

SPORT

.... MINUTES

SIESTE

JUSQU'À MIDI:
APRÈS MIDI:
APRÈS 17H:

JUSQU'À 3 HEURES AVANT L'HEURE:

DE L'ALCOOL	○
CAFÉ	○
REPAS LOURD	○

HUMEUR

○ ○ ○ ○ ○
○ ○ ○ ○ ○
○ ○ ○ ○ ○
○ ○ ○ ○ ○

DATE

Matin

TEMPS DE SOMMEIL
DE
À
DURÉE DU SOMMEIL

QUALITÉ DE SOMMEIL
☆ ☆ ☆ ☆ ☆

PAUSE SOMMEIL
SE RÉVEILLE: .... FOIS
RÉVEILLEZ-VOUS POUR: .... MIN

HUMEUR APRÈS LE RÉVEIL
RAFRAÎCHIS ○
D'ACCORD. ○
FATIGUÉ ○

S'ENDORMIR
FACILEMENT ○
D'ACCORD ○
MAL ○

INTERRUPTIONS DE SOMMEIL

....
....
....
....
....
....

Soir

CAFÉ
JUSQU'À MIDI:
APRÈS MIDI:
APRÈS 17H:

SPORT
.... MINUTES

FATIGUE
☆ ☆ ☆ ☆ ☆

SIESTE
JUSQU'À MIDI:
APRÈS MIDI:
APRÈS 17H:

JUSQU'À 3 HEURES AVANT L'HEURE:
DE L'ALCOOL ○
CAFÉ ○
REPAS LOURD ○

HUMEUR
○ ○ ○ ○ ○
○ ○ ○ ○ ○
○ ○ ○ ○ ○
○ ○ ○ ○ ○

DATE

Matin

TEMPS DE SOMMEIL

DE
À
DURÉE DU SOMMEIL

QUALITÉ DE SOMMEIL

☆☆☆☆☆

PAUSE SOMMEIL

SE RÉVEILLE: FOIS
RÉVEILLEZ-VOUS POUR: MIN

HUMEUR APRÈS LE RÉVEIL

RAFRAÎCHIS   ◯
D'ACCORD.   ◯
FATIGUÉ   ◯

S'ENDORMIR

FACILEMENT   ◯
D'ACCORD   ◯
MAL   ◯

INTERRUPTIONS DE SOMMEIL

....
....
....
....
....
....
....

Soir

CAFÉ
JUSQU'À MIDI:
APRÈS MIDI:
APRÈS 17H:

SPORT
.... MINUTES

SIESTE
JUSQU'À MIDI:
APRÈS MIDI:
APRÈS 17H:

FATIGUE
☆ ☆ ☆ ☆ ☆

JUSQU'À 3 HEURES AVANT L'HEURE:
DE L'ALCOOL	○
CAFÉ	○
REPAS LOURD	○

HUMEUR
○ ○ ○ ○ ○
○ ○ ○ ○ ○
○ ○ ○ ○ ○
○ ○ ○ ○ ○

DATE	

Matin

TEMPS DE SOMMEIL
DE
À
DURÉE DU SOMMEIL

QUALITÉ DE SOMMEIL
☆ ☆ ☆ ☆ ☆

PAUSE SOMMEIL
SE RÉVEILLE: ___ FOIS
RÉVEILLEZ-VOUS POUR: ___ MIN

HUMEUR APRÈS LE RÉVEIL
RAFRAÎCHIS ○
D'ACCORD. ○
FATIGUÉ ○

S'ENDORMIR
FACILEMENT ○
D'ACCORD ○
MAL ○

INTERRUPTIONS DE SOMMEIL
....
....
....
....
....
....

Soir

CAFÉ

JUSQU'À MIDI:
....
APRÈS MIDI:
....
APRÈS 17H:
....

SPORT

.... MINUTES

SIESTE

JUSQU'À MIDI:
....
APRÈS MIDI:
....
APRÈS 17H:

FATIGUE

☆ ☆ ☆ ☆ ☆

JUSQU'À 3 HEURES AVANT L'HEURE:

DE L'ALCOOL	○
CAFÉ	○
REPAS LOURD	○

HUMEUR

○ ○ ○ ○ ○
○ ○ ○ ○ ○
○ ○ ○ ○ ○
○ ○ ○ ○ ○

DATE	

Matin

TEMPS DE SOMMEIL
DE
À
DURÉE DU SOMMEIL

QUALITÉ DE SOMMEIL
☆ ☆ ☆ ☆ ☆

PAUSE SOMMEIL
SE RÉVEILLE: FOIS
RÉVEILLEZ-VOUS POUR: MIN

HUMEUR APRÈS LE RÉVEIL
- RAFRAÎCHIS ○
- D'ACCORD. ○
- FATIGUÉ ○

S'ENDORMIR
- FACILEMENT ○
- D'ACCORD ○
- MAL ○

INTERRUPTIONS DE SOMMEIL

....
....
....
....
....
....

Soir

CAFÉ
JUSQU'À MIDI:
APRÈS MIDI:
APRÈS 17H:

SPORT
.... MINUTES

SIESTE
JUSQU'À MIDI:
APRÈS MIDI:
APRÈS 17H:

FATIGUE
☆ ☆ ☆ ☆ ☆

JUSQU'À 3 HEURES AVANT L'HEURE:
DE L'ALCOOL	○
CAFÉ	○
REPAS LOURD	○

HUMEUR
○ ○ ○ ○ ○
○ ○ ○ ○ ○
○ ○ ○ ○ ○
○ ○ ○ ○ ○

DATE

Matin

TEMPS DE SOMMEIL
DE
À
DURÉE DU SOMMEIL

QUALITÉ DE SOMMEIL
☆ ☆ ☆ ☆ ☆

PAUSE SOMMEIL
SE RÉVEILLE: FOIS
RÉVEILLEZ-VOUS POUR: MIN

HUMEUR APRÈS LE RÉVEIL
RAFRAÎCHIS ○
D'ACCORD. ○
FATIGUÉ ○

S'ENDORMIR
FACILEMENT ○
D'ACCORD ○
MAL ○

INTERRUPTIONS DE SOMMEIL

Soir

CAFÉ

JUSQU'À MIDI:
....
APRÈS MIDI:
....
APRÈS 17H:

SPORT

.... MINUTES

FATIGUE

☆ ☆ ☆ ☆ ☆

SIESTE

JUSQU'À MIDI:
....
APRÈS MIDI:
....
APRÈS 17H:

JUSQU'À 3 HEURES AVANT L'HEURE:

DE L'ALCOOL	○
CAFÉ	○
REPAS LOURD	○

HUMEUR

○ ○ ○ ○ ○
○ ○ ○ ○ ○
○ ○ ○ ○ ○
○ ○ ○ ○ ○

....
....
....
....
....

DATE

Matin

TEMPS DE SOMMEIL
DE
À
DURÉE DU SOMMEIL

QUALITÉ DE SOMMEIL
☆ ☆ ☆ ☆ ☆

PAUSE SOMMEIL
SE RÉVEILLE: FOIS
RÉVEILLEZ-VOUS POUR: MIN

HUMEUR APRÈS LE RÉVEIL
RAFRAÎCHIS ○
D'ACCORD. ○
FATIGUÉ ○

S'ENDORMIR
FACILEMENT ○
D'ACCORD ○
MAL ○

INTERRUPTIONS DE SOMMEIL

....
....
....
....
....
....

Soir

CAFÉ
JUSQU'À MIDI:
APRÈS MIDI:
APRÈS 17H:

SPORT
.... MINUTES

FATIGUE
☆ ☆ ☆ ☆ ☆

SIESTE
JUSQU'À MIDI:
APRÈS MIDI:
APRÈS 17H:

JUSQU'À 3 HEURES AVANT L'HEURE:
DE L'ALCOOL ○
CAFÉ ○
REPAS LOURD ○

HUMEUR
○○○○○
○○○○○
○○○○○
○○○○○

DATE

Matin

TEMPS DE SOMMEIL
DE
À
DURÉE DU SOMMEIL

QUALITÉ DE SOMMEIL
☆ ☆ ☆ ☆ ☆

PAUSE SOMMEIL
SE RÉVEILLE: FOIS
RÉVEILLEZ-VOUS POUR: MIN

HUMEUR APRÈS LE RÉVEIL
RAFRAÎCHIS ○
D'ACCORD. ○
FATIGUÉ ○

S'ENDORMIR
FACILEMENT ○
D'ACCORD ○
MAL ○

INTERRUPTIONS DE SOMMEIL

Soir

CAFÉ
JUSQU'À MIDI:
APRÈS MIDI:
APRÈS 17H:

SPORT
.... MINUTES

SIESTE
JUSQU'À MIDI:
APRÈS MIDI:
APRÈS 17H:

FATIGUE
☆ ☆ ☆ ☆ ☆

JUSQU'À 3 HEURES AVANT L'HEURE:
DE L'ALCOOL ○
CAFÉ ○
REPAS LOURD ○

HUMEUR
○ ○ ○ ○ ○
○ ○ ○ ○ ○
○ ○ ○ ○ ○
○ ○ ○ ○ ○

Plus de journaux intimes sur la santé mentale

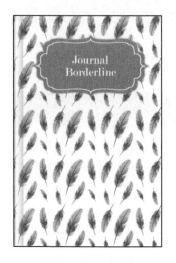
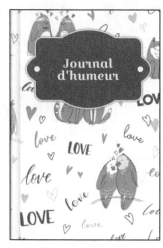
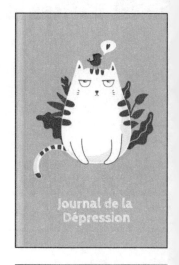
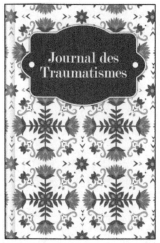
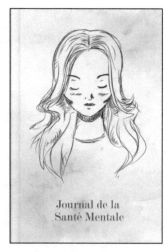
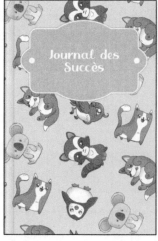

IMPRESSUM:
GERDA WAGNER
ELSÄSSER STR. 19
22049 HAMBURG
GERMANY